Der Au Pair Scam

Der Au Pair Scam

Was ihr als Gastfamilie wissen müsst

SUSANNE HEROLD

DER AU PAIR SCAM

WAS IHR ALS GASTFAMILIE WISSEN MÜSST

© 2023 Susanne Herold

ISBN Softcover: 978-3-347-99927-5

ISBN E-Book: 978-3-347-99928-2

Bibliografische Information der Deutschen Nationalbibliothek: Die Deutsche

Nationalbibliothek verzeichnet diese Publikation in der Deutschen Nationalbibliografie;

detaillierte bibliografische Daten sind im Internet über dnb.dnb.de abrufbar.

Druck und Distribution im Auftrag der Autorin:

tredition GmbH, Halenreie 40-44, 22359 Hamburg, Germany

Buch- und Coverdesign by Susanne Herold unter Verwendung von Canva sowie

CreativeIndie

Erste Ausgabe: August 2023

INHALT

UNSERE STORY

Scam
umgangssprachlich: der Betrug, der Beschiss, die
Gaunerei, der Schwindel
(https://de.wiktionary.org/wiki/scam)

MUTTER, VATER, BEIDE BERUFSTÄTIG, und Tochter (3 Jahre), das sind wir. Die Großeltern wohnen in unserem Fall eineinhalb Stunden weit weg und scheuen Nachtfahrten. Die zweite Großmutter ist schwer krank.

Wir wollten ein Au Pair für die Eingewöhnung in den Kindergarten. Außerdem wollten wir Eltern mal wieder Zeit nur zu zweit verbringen, z.B. abends in Ruhe essen gehen, oder ohne Kind zum Sport. Und Unterstützung im Haushalt ist immer gut, nicht wahr.

Wir interessieren uns für andere Kulturen. Ich, die Gastmutter, machte mit 23 selbst sehr positive Erfahrungen mit einem Auslandsaufenthalt in einer Gastfamilie.

Wir wollten einem jungen Menschen eine tolle Chance bieten: Unser Au Pair sein für ein Jahr. Wir waren ehrlich, haben z.B. unser Städtchen von Anfang an als langweilig dargestellt.

Dennoch hatten wir Bewerber. Für eine davon haben wir uns entschieden. Sie wollte im September kommen. Wir hätten sie erst ab März wirklich gebraucht, dachten aber, der frühere Termin könne nicht schaden. Weit gefehlt.

Unser Au Pair war eingereist, wir kümmerten uns um alle Formalitäten. Unsere Bank wollte ihr kein Konto geben. Wir waren erzürnt, das Au Pair ging zur Bank „Monese". Heute verstehen wir unsere Hausbank. (Auslandstransfer bedeutet hohe Gebühren für die Bank, bei wenig Geldeingang auf dem Au Pair

Konto, von einer langfristigen Beziehung zum Kunden ist hier auch nicht auszugehen.)

Unser Kind mochte das Au Pair sehr, deswegen sahen wir über viele Allüren hinweg.

Wir investierten mehrere tausend Euro in unser persönliches Au Pair Erlebnis.

Nur ein Beispiel: Das Mädchen aus dem dritte Welt Land verlangte (!) direkt nach Anreise, ohne vorab irgendetwas in unserem Haushalt gearbeitet zu haben:

- einen zweiten Kleiderschrank für ihr Zimmer,
- ein hohes Regal für ihr Badezimmer, in dem bereits ein hoher Schrank stand,
- sowie einen LED-beleuchteten Spiegel fest installiert neben ihrem Bett.

Mein Mann erfüllte ihr diese Wünsche und verstand meine Zurückhaltung nicht.

- Das Au Pair fragte auch, ob wir nicht das Waschbecken im Gästebad (völlig in Ordnung) herausreißen und ein anderes einbauen können, da sagten wir Nein.

Wir schafften Küchengeräte an, die sie vermisste. Wir bezahlten ihr das Skifahren, nahmen sie mit in den Urlaub ins

Luxushotel. Korrigierten ihre FSJ-Bewerbungen, halfen ihr, Freunde zu finden, behandelten sie wie ein Familienmitglied, wie sich das gehört.

Sie hatte Liebeskummer: Ein junger Polizist servierte sie ab, denn er hatte nach dem Kontakt über Tinder und Whatsapp eine andere Person erwartet, als die, die er dann beim Date getroffen hatte. Wir haben sie getröstet und den Herren oberflächlich genannt – heute weiß ich, der Typ hatte Menschenkenntnis!

Unser Au Pair brach selbst noch mehrere Herzen in dreieinhalb Monaten (selbst das eines Transmannes). Jede Woche datete unser Au Pair einen anderen Kerl, einmal auch einen deutlich älteren Mann. Sie stieg zu Fremden ins Auto und ging mit in die Wohnung, machte jedem einzelnen Mann Hoffnung. Jedoch war ihr keiner reich und attraktiv genug. Sie fragte explizit bei mir, der Gastmutter, nach, welche Herren auch aus deutscher Perspektive als attraktiv galten.

Das letzte Herz, dass das Au Pair brach, war das unseres kleinen Mädchens. Unser schöner Plan – Hilfe vom Au Pair, wenn wir sie brauchen – ging nicht auf. Wir wurden rundum ausgenutzt und standen alleine da, als es für unsere Kleine dann tatsächlich in den Kindergarten ging. Das Au Pair hatte sich, nachdem wir alle Visumsangelegenheiten für sie geregelt hatten, innerhalb der normalen 14-tägigen Kündigungsfrist eine andere Familie gesucht. Eine am Meer mit Pferden, damit konnten wir nicht dienen. Dass dies unserer Kandidatin wichtig war, hatte sie uns aber im Auswahlprozess auch nie gesagt.

Unser Kind hatte nach der Au Pair Erfahrung Angst, wir Eltern würden nun auch einfach über Nacht verschwinden. Sie war wütend und traurig. Die Kindergarteneingewöhnung leichter gemacht hat das sicherlich nicht.

Ich schrieb dieses Buch, weil Schreiben meine Art von Therapie ist. Darüber hinaus fühle ich mich verpflichtet, den Au Pair Scam bekannt zu machen, um andere Familien vor unserer Enttäuschung zu bewahren.

Wenn du denkst, wir sind ein trauriger Einzelfall... Meine Recherchen haben ergeben, dass es jährlich tausenden Familien so ergeht wie uns. Oder dass sie noch viel Schlimmeres erleben mit ihrem Au Pair.

Du glaubst mir nicht? Dann tritt auf Facebook ein paar Gruppen bei mit den Schlagwörtern „Au Pair", „Deutschland", „Gastfamilie" und ließ die neuesten Beiträge.

DER WUNDE PUNKT EINER DEUTSCHEN FAMILIE

WENN IHR ALS FAMILIE ein Au Pair aufnehmen wollt, dann liegt das daran, dass es in eurer Familie eine Leerstelle gibt. Die Position der Mutter, die zu Hause bleibt. Und / oder die Position der engagierten und liebevollen Großmutter von nebenan.

Du und dein Partner / deine Partnerin, ihr habt euch jetzt schon eine Weile aufgearbeitet. Ihr wünscht euch Hilfe und möchtet einem jungen Menschen aus dem Ausland eine tolle Chance bieten. Ein Au Pair klingt für naive Neu-Gastfamilien wie die ideale Lösung. Ist es aber nicht. Diese Leerstelle in eurer Familie ist wie die beschädigte Schale einer Frucht. Der Schimmelpilz fällt ein, ist aber nicht an einer Symbiose interessiert, und auch nicht daran, als Heilmittel zu fungieren. Dem Au Pair geht es noch nicht einmal um deine Familie als Nährboden. Sondern ihr seid nur das Sprungbrett zu noch süßeren Früchten, wie z.B. einem FSJ in Deutschland, einer Ausbildung, einem Studium - und kurzfristig dient ihr, um an eine andere, „bessere" Familie ranzukommen. Nochmal: Es geht dem Au Pair nicht um deine Familie!! Dem Au Pair geht es nur ums Geld und um Deutschland, ihr seid Mittel zum Zweck.

AU PAIR PROBLEME DURCH ANDERE DEUTSCHE

LASS DIE LEUTE REDEN? Was andere über euch denken, wenn ihr ein Au Pair habt... ist dir egal? Können dir solch haarsträubende Vorwürfe und abstruse Ideen tatsächlich gleichgültig sein?:

- In aller erster Linie wirst du als Gastmutter eines Au Pairs natürlich mit Mum Shaming bombardiert. „Schau dir die an, kriegt's alleine nicht auf die Kette. Hat Kinder bekommen und schiebt sie ab."

- Ihr seid die besserverdienende Familie, die zu faul ist, sich selbst um die Kinder zu kümmern.

- Ihr habt jetzt Zeit für unbezahlte Extraaufgaben, denn ihr bezahlt ja ein Au Pair.

- „Schick mir wenigstens dein Au Pair als Umzugshilfe vorbei."

- Kindkranktage brauchst du auch nicht mehr, hast ja ein Au Pair - das maximal sechs Stunden pro Tag arbeiten darf, aber den genauen Vertrag kennen andere Leute ja nicht. Wahrscheinlich willst du ein schlimm krankes Kind auch nicht mit einer nicht-ausgebildeten Person ohne Führerschein und ohne Arzt-Deutschkenntnisse zuhause parken. Verständnis am Arbeitsplatz und bei der Krankenkasse? Viel Spaß beim Kampf darum.

- Du hast garantiert zwei bis drei befreundete Familien mit Kindern, die allen Ernstes davon ausgehen werden, dein Au Pair „kostenlos mitbenutzen" zu können. „Toll, du hast ein Au Pair! Die kann sich doch zeitgleich noch um meine Kinder kümmern. Ohne dass ich mich finanziell beteilige, natürlich."

• Entweder „Ihr seid Sklavenhalter" oder „Ihr lasst euch von der Ausländerin ausnutzen und verarschen", dazwischen scheint es keine Meinung zu geben.

Nun magst du sagen, gut, verliere ich mithilfe des Au Pairs halt ein paar falsche Freunde, und die vertraglichen Regelungen kann man dem Arbeitgeber gegenüber ja klarstellen... Lies weiter. Dies ist erst der Anfang der Au Pair Probleme.

ÜBER DIE AU PAIR
BEWERBER

AU PAIR KANDIDATEN AUS DER EU – gibt es leider kaum

noch. Es gibt für junge Menschen in der EU einfach attraktivere

Angebote und attraktivere Länder. Solltest du ein Einzelkind

haben und in der Großstadt wohnen, kannst du es aber durchaus

versuchen, ein EU Au Pair zu finden.

Mit einem Au Pair aus der EU hast du es sehr viel leichter als mit

einem aus der Nicht-EU. Du musst das EU Au-Pair lediglich

beim Einwohnermeldeamt anmelden, aber nicht bei der Arbeits-agentur oder der Ausländerbehörde. Es braucht auch kein Visum.

Achtung: Aus manchen Ländern kann man in Deutschland einfach mit einem 3-monatigen Touristenvisum einreisen. Mit diesem Visum darf man jedoch nicht arbeiten – auch nicht als Au Pair!

Das Au Pair Programm ist ein Einwanderungsprogramm für junge Leute, die anders nicht einreisen dürfen oder können. Au Pair ist zu einem relativ einfachen Weg verkommen, ein Deutschland-Visum zu erhalten, wenn man aus der Nicht-EU kommt. 280 Euro Taschengeld sehen für jemanden aus einem Drittland auch nach sehr viel aus.

DIE KANDIDATEN UND WAS SIE EIGENTLICH WOLLEN

Wer möchte heute als Au Pair ins Ausland?

- Junge Menschen, die in ein Erste Welt Land wollen.

- Die noch ein Jahr Kind sein wollen (und sicher nicht die Rolle einer Hausfrau oder Oma übernehmen möchten).

- Die noch nicht wissen, was sie eigentlich lernen wollen.

- Die sich nicht festlegen wollen! (12 Monate in einer einzigen Familie – zu viel verlangt.)

- Die reisen wollen (statt arbeiten).

- Die meist noch nie richtig gearbeitet haben! Und sie meinen, Au Pair ist ein Kulturaustausch, kein Job! Tatsächlich bekommen sie Taschengeld, auch wenn sie nicht 30 Stunden die Woche helfen. Beachte: Es heißt nicht ohne Grund „Taschengeld", so wie „bedingungsloses Taschengeld für eines deiner Kinder", nicht „Lohn für getane Arbeit".

- Junge Menschen, die kein Sprachvisum erhalten oder bezahlen können, betrachten deine Familie als zweite Wahl und bewerben sich als Au Pair.

- Sie denken, „das bisschen" Kinderbetreuung und Haushalt „kann doch jeder".

- Sie möchten eigentlich lieber FSJ in Deutschland machen, weil sie fälschlicherweise glauben, 700 Euro monatlich sei ein Schweinegeld, dreimal so viel, wie der eigene Vater verdient. Vom Ausland aus können sie aber kein FSJ organisieren. Au Pair ist nur der erste Schritt zum FSJ – mehr nicht. (Später dann wird das ehemalige Au Pair der Schlag treffen, weil sie von den 700 Euro noch nicht einmal eine Wohnung und Essen bezahlen kann.)

Wenn du auf Youtube nach „Au Pair Erfahrungen" suchst, findest du viele Videos junger Leute, die frei von der Leber weg erzählen, warum sie abgebrochen haben und was sie als „unzumutbar" empfunden haben. Da sollte dir ein Licht aufgehen....! Beispiele:

- „Ich fand die Stadt einfach so schrecklich, ich musste wechseln, die Familie war lieb und hat mir auch leid getan, aber die Stadt ging einfach gar nicht, ich kann gar nicht genau sagen, was es war...!"
- „Als ich an einem bestimmten Tag keinen Urlaub nehmen durfte, sagte ich zur Gastmutter: 'Da musst du dich eben doch mal selbst um die Kinder kümmern, sind ja schließlich deine.' Daraufhin ist sie vollkommen ausgerastet..."

- „Mehrfach kam die Mutter 20 Minuten zu spät von der Arbeit heim, ohne dass ich dafür bezahlt wurde."

- „Wie bitte, ich soll um 23 Uhr daheim sein? Nicht trinken, nicht rauchen? Ich bin 19!"

- „Warum muss ich fragen, wenn ich Besuch empfangen will, oder das Auto brauche, ich bin ein Familienmitglied!"

Viele Au Pairs haben darüber hinaus folgende Einstellung: Du bist der dumme Reiche und es ist Zeit, dass sie für Gerechtigkeit auf der Welt sorgen, indem sie dich möglichst viel bezahlen lassen. Sie sind schlau genug, dich zu verarschen, denken sie. Du bist reich, also verhältst du dich ehrlos, wenn du einem armen, jungen Mädchen nicht alles (!) bezahlst. Dir tut das alles nicht weh, und selbst wenn, es ist Zeit für einen Ausgleich.

Du denkst, du findest unter den Bewerbern jemanden, der sich tatsächlich gerne um Kinder kümmert und tatsächlich einer deutschen Familie helfen will? Zum Schluss dieses Ratgebers gebe ich dir noch einen sehr hilfreichen Fragenkatalog für die Kennenlern-Gespräche an die Hand.

Sonderfall: Es gibt auch Mädchen mit Kopftuch, die tatsächlich als Sklavinnen in die EU geschickt werden, und all ihr Taschengeld nach Hause überweisen sollen / müssen. Diese Mädchen erkennst du meist direkt an ihren Bewerbungsanschreiben. Sie sagen dir offen, dass sie alles machen werden und das Geld ganz selbstlos nicht behalten wollen. Für uns war von Anfang an klar, dass wir so etwas nicht unterstützen.

Der Scam: Dreistes Lügen im Auswahlprozess

Au Pairs lügen im Auswahlprozess wie gedruckt. Sie haben keine Freude und kein wirkliches Interesse an Kindern und Hausarbeit. Sie interessieren sich nur für Visum und Geld (und Geld bedeutet FSJ / Ausbildung / reicher Boyfriend).

Und das ist der größte Schwindel bei diesem Scam.

Au Pair ist eine bequeme Art, einzureisen. Mehr nicht. Es ist Visa-Erschleichung durch Vorgaukeln falscher Tatsachen: Interesse an Kindern und Hausarbeit, das in Wahrheit überhaupt nicht vorhanden ist. Eine liebevolle und fürsorgliche Persönlichkeit wird erwartet, und dann zieht ein unzuverlässiger, permanent unzufriedener Teenager ein.

Es geht aber noch weiter.

- Brauchst du ein Au Pair, das Fahrradfahren kann, lass dir ein Beweisvideo schicken.
- Dasselbe beim Schwimmen und Autofahren.
- Lass dir auch genau erzählen, was sie denn unter „Kochen" verstehen und frag, was sie regelmäßig selber kochen und wie das Rezept geht.

Auch werden die Bewerber dir verschweigen, was ihnen wichtig ist, z.B. dass sie Tonnen an Fleisch essen, oder jeden Tag reiten gehen wollen.

Die Aussage, sie wollen jeden Sonntag in die Kirche, ist meist auch eine Lüge. Das erzählen sie dir, damit die eigenen Eltern dich als Gastfamilie genehmigen.

Der Charakter des Au Pairs – eine Pralinenschachtel?

Du hast keine Ahnung, wer das Au Pair eigentlich wirklich ist. Egal, welchen hervorragenden Eindruck sie per Skype und Textnachrichten macht, und egal, dass sie bisher keinen Eintrag im Führungszeugnis hat (ein solches Führungszeugis kann man in vielen Ländern kaufen). Du kennst diese Person nicht. Du kennst nur den Teil, den sie will, dass du kennst.

- Sie könnte stehlen

- oder deinen Kindern gegenüber gewalttätig sein.

- Sie könnte eine Schwangerschaft verheimlichen.

- Sie könnte deine Kinder nackt ins Internet stellen für ein bisschen Geld.

- Sie könnte auch „nur" gruseligen Aberglauben an deine Kinder weitergeben

- oder die Kinder unbeaufsichtigt lassen, wenn du es nicht mitbekommst.

- Es ist gut möglich, dass sie keinerlei Sinn für Gefahrensituationen hat, und du merkst es erst, wenn es zu spät ist.

Du kannst es einfach nicht wissen, mit wem du es da wirklich zu tun hast.

Auch könnt ihr über Videotelefonie nicht wirklich abschätzen, ob eure Kinder das Au Pair akzeptieren werden. Wenn eure Kinder das Au Pair nicht mögen, dann habt ihr ein riesen Problem. Wenn eure Kinder das Au Pair gern haben, dann habt ihr ein Problem, sobald das Au Pair auszieht.

Kinder disziplinieren? Fehlanzeige!

Kaum ein Au Pair kann Kinder disziplinieren, oder auch nur „Nein!" zu den Kindern sagen, oder das Geschrei ertragen, wenn es dem Kind etwas wegnimmt. Das führt zu großen Problemen.

- Das Au Pair soll die Kinder ins Bett bringen und lässt sich überreden, noch stundenlang weiter mit den Kindern zu spielen. Hinterher beschwert sich das Au Pair über Überstunden.

- Das Kind möchte auf ein Klettergerüst oder Fahrgeschäft, für das es zu klein ist. Das Au Pair sagt nicht Nein.

- Das Kind „bastelt" seine Puppen kaputt. Das Au Pair sieht zu. Sind ja nicht die Sachen des Au Pairs.

- Das Kind will unbedingt fernsehen, wirft sich auf den Boden. Au Pair schaltet ein. Ist ja auch bequemer, als raus auf den Spielplatz zu gehen.

- Usw.

DIE AU PAIR AGENTUR

... WILL VERDIENEN. In allererster Linie. Und bezahlen werdet natürlich ihr, die Gastfamilie. Die Agentur macht große, tolle Versprechungen und schreibt zusätzliche Leistungen der Familie für das Au Pair in den Vertrag mit rein.

Wenn bei anderen Familien mit dem Au Pair Programm etwas schief läuft, liegt es natürlich immer nur daran, dass keine Agentur im Spiel war.

Die Au Pair Agentur nimmt euch als Gastfamilie ein wenig Arbeit ab und ist euer persönlicher Ansprechpartner. Aber: Auch die Agentur kennt die Bewerber nicht wirklich. Überprüft die

Angaben der Au Pairs nicht (Radfahren, Schwimmen, Autofahren...).

Und auch die Agentur kann den Au Pairs ihre typischen Maschen (siehe unten) nicht verbieten. Einmal in Deutschland angekommen, kann das Au Pair der Agentur völlig problemlos den Rücken zukehren. Und ihr als Familie habt zusätzlich bezahlt.

DAS AU PAIR - KEIN FAMILIENMITGLIED!

EIN AU PAIR IST KEIN FAMILIENMITGLIED! Ich schreibe es mit Absicht zwei Mal! Wenn ein Au Pair sagt, es möchte wie ein Familienmitglied behandelt werden, dann heißt das:

- „Ich bin keine Angestellte, und ganz bestimmt keine Putzfrau." (Sie arbeitet nicht!)

- „Den Bedürfnissen der Familie ordne ich mich nicht unter."

- „Ihr müsst nett zu mir sein und mich mit auf Ausflüge und mit in den Urlaub nehmen – falls ich Bock habe."

- „Ich darf jederzeit alles essen und aufessen, was im Kühlschrank ist, auch alles für die Kinder, auch Zutaten fürs gemeinsame Abendessen." (Unser Au Pair frühstückte morgens allein zu Haus die Bio-Knusperbällchen für Kleinkinder ab zwölf Monate für 17 Euro das Kilo. Wir kamen heim, sie hatte gekocht, eine Portion, für sich, und alles aufgegessen. Sie schredderte zwei Packungen Bio Tiefkühlobst für einen Smoothie, auch hiervon ließ sie nichts übrig, nicht mal eine Kinderportion.)

- „Ich als Fahranfängerin darf euer Auto fahren und ihr bezahlt den Sprit." Alternativ: „Ihr müsst mich genauso rumkutschieren wie eure anderen Kinder."

- „Ihr müsst mir Bewerbungen schreiben."

- „Ihr müsst Freunde für mich organisieren."

- „Ihr müsst mir mein Handy mit Vertrag bezahlen (Nein) und mir ein Konto organisieren (unkomplizierte Lösung: Monese / N26 / Revolut)."

- „Ihr müsst, ihr müsst, ihr müsst."

Ein Au Pair kann jederzeit innerhalb von zwei Wochen ohne Grund verschwinden. Ein Familienmitglied kann das nicht.

Das Au Pair betrachtet die Gasteltern als laufende Geldbeutel – sicherlich nicht als eigenes Fleisch und Blut. Die Kinder der Gastfamilie sind meist nicht wichtig genug, um das Handy beiseite zu legen. Da gibt das Au Pair der eigenen Familie und den Freunden im Heimatland offensichtlich eine höhere Priorität. Von Respekt ganz zu schweigen.

Ein Au Pair wird sich bei Außenstehenden über „ganz schlechte Atmosphäre" im Haus beschweren, wenn es Konflikte in der Familie gibt. Das Au Pair möchte wie ein Familienmitglied behandelt werden, aber bitte keine Konflikte erleben! Natüüürlich, ihr habt euch Hilfe geholt, gerade weil bei euch immer alles glatt läuft... Bestimmte Nationalitäten können es auch schlicht nicht verkraften, wenn jemand energisch eine notwendige Grenze zieht oder seine wütenden Gefühle ehrlich zeigt.

Ein eigenes Kind kannst, sollst und musst du maßregeln - das Au Pair lässt sich das „nicht gefallen". „Du bist nicht meine Mutter / mein Vater / ich bin volljährig!"

Ein Au Pair betrachtet jegliche Hilfe im Haushalt als Arbeitszeit – ein Familienmitglied tut das nicht. Ein Au Pair möchte keine Zeit als Familienmitglied mit der Gastfamilie verbringen, außer es gibt geldwerte Vorteile (Einkauf, Wintersportausflug, Freizeitpark...). Denn das wäre ja unbezahlte, zusätzliche Arbeitszeit. Das Au Pair denkt, es wohnt am Arbeitsplatz. Es möchte deshalb möglichst viel entkommen, und sei es nur durch Verschwinden im Handy. Lieber aber würde das Au Pair ständig ausgehen.

Ein Au Pair betrachtet deine Kinder als Arbeit, nicht als Geschwisterchen. Dem Au Pair tut es nicht weh, wenn dein Kind während der Au Pair Arbeitszeit einen Unfall hat. Es verliert nicht mal seinen Job, wie dies bei einem groben Verstoß einer Erzieherin der Fall wäre. Eine andere Familie nimmt das Au Pair trotzdem mit Kusshand. Aber dazu später mehr.

DEINE FAMILIE - MITTEL ZUM ZWECK, DANN UNINTERESSANT

DAS AU PAIR BENUTZT DEINE FAMILIE und wirft euch weg, sobald ihr euren Zweck erfüllt habt. Vom Ausland aus sucht das Au Pair eine Einstiegs-Familie, die verzweifelt genug ist

- eine wildfremde Person mit rudimentären Deutschkenntnissen und ohne Ausbildung bei sich aufzunehmen,
- die Vermittlungswebsite zu bezahlen, und dann
- ausgefüllte Dokumente und Kopien der eigenen Ausweise fürs Visum ins Ausland zu schicken (Porto ca. 80 Euro).

Falls die Deutsche Botschaft im Ausland das Visum genehmigt, dann wird das Au Pair, noch im Ausland, plötzlich Forderungen stellen. Du hast ja jetzt investiert und willst nicht, dass das Au Pair abspringt. Plötzlich will das Au Pair wissen, was du alles zusätzlich bezahlst. Binden? Kosmetika? Winterjacke? Handy? Schließlich wird es auch um den Hinflug oder um einen Zuschuss zum Hinflug bitten oder diesen erpressen. Bei uns hieß es z.B.: „Ich muss dann einen billigeren Flug nehmen und kann deswegen erst zwei Wochen später kommen." Hinterher wollte sie per Anwaltsschreiben für diese zwei Wochen, die sie noch im eigenen Land war, Taschengeld von uns.

Wenn das Au Pair angekommen ist, wird sie sich eine Weile lang einigermaßen Mühe geben. Die ersten drei Monate siehst du sie von ihrer guten Seite. (Ja, das ist die gute Seite, was du da siehst!) Nach drei Monaten muss nämlich ihr Visum in Deutschland von der Ausländerbehörde verlängert werden.

Nun passt GUT auf.

Du sollst das bezahlen. Sie wird angeblich kein Geld dafür

haben. Sie hat ja schon die Deutsche Botschaft im Ausland bezahlt. Du seist diesmal dran.

Sieh genau nach, was im Vertrag steht!

Bezahle ihr diesen elektronischen Aufenthaltstitel erst zum Abschluss und als Bonus nach den 12 Monaten (bzw. dem vereinbarten Zeitraum) in deiner Familie. Dieses Versprechen kannst du ihr gerne schriftlich geben. Du kannst ihr auch schriftlich geben, dass du ihr einen Rückflug bezahlst, wenn sie nicht vorzeitig geht.

Und unterschreibe auf keinen Fall eine Verpflichtungserklärung!

Wendepunkt Visumsverlängerung

Sobald das Au Pair das Visum verlängert bekommen hat (das nennt sich "Elektronischer Aufenthaltstitel"), sucht es wieder nach Familien.

Das Au Pair ist nicht Au Pair, weil es Kinder und Saubermachen liebt. Sie möchte reisen und Spaß haben. Wie es deinen Kindern geht, ist dem Au Pair relativ egal. Es nimmt keine Rücksicht auf die Gefühle deiner Kinder, wenn es sich eine neue Familie sucht. Der Herzschmerz hinterher ist Problem der Familie und das Au Pair ist kein Familienmitglied.

Das Au Pair reaktiviert ihr Profil auf den Websites und sucht auf Facebook. Ganz wie beim Dating per App möchte sie jetzt nach der Visumsverlängerung ihren Marktwert checken. Und der ist lächerlich hoch, wie der einer halbwegs attraktiven jungen Frau auf Tinder. Das Au Pair wird Fotos von sich und deinen Kindern und dem Wohnort an Fremde verschicken. Sie wird Fremden erzählen, dass es scheiße ist bei euch. Mal wieder lügen wie gedruckt. „Ich muss 14 Stunden am Tag putzen, ich darf nicht schlafen, das ist reiner Psychoterror... Ich darf nicht mitessen. Mir wird der Sprachkurs verweigert... Ich bin hier in einer Nazi-Nachbarschaft gelandet :'(..." Das Au Pair MUSS deine Familie als UNMÖGLICH darstellen, denn alles andere würde den Marktwert des Au Pairs mindern. Das macht sie natürlich mit dem PC, den du ihr zur Verfügung gestellt hast.

Tipp: Bestimmte Au Pair-Vermittlungsseiten (und übrigens auch Porno- und Filesharing- Plattformen) einfach für den ganzen Haushalt per Firewall / Router sperren. Eine neue Familie sucht das Au Pair bitte mit dem eigenen Handy und über Daten.

Tipp 2: Ein Au Pair Junge oder eine gläubige Muslima mit Kopftuch findet immerhin schwerer eine neue Familie als weibliche und christliche Au Pairs.

Ein Au Pair aus dem Ausland – Hilfe für nur knapp vier Monate

Hole das Au Pair nicht früher, als du es auch brauchst. Sonst hast du es eingearbeitet und in dem Moment, wo es drauf ankommt, ist das Au Pair wieder weg.

Das Au Pair: Hohe Erwartungen an den Auslandsaufenthalt

Auch aus Sicht des Au Pairs ist das ganze Programm inzwischen ein Scam!

Sie dachte, sie kommt ins Paradies und jeder Tag hier ist Fun. Sie dachte, „das bisschen" Kinderbetreuung und Haushalt „kann doch jeder". Diesen Traum hat sie, auch wenn sie halbwegs bei euch im Haushalt angekommen ist, noch nicht beerdigt.

Sie hat nicht gewusst, wie hart ein Kulturschock wirklich ist.

Sie dachte, sie ist hier das Adoptiv-Kind in einer reichen Familie und wird verhätschelt und umsorgt. (Keinesfalls, dass sie euch als Familie umsorgt!)

Die hohe Arbeitsmoral der Deutschen ist für viele Au Pairs tatsächlich ein Schock. Sie möchten in Deutschland und im Luxus leben, aber sicherlich nicht so hart arbeiten wie ein Deutscher. Den Au Pairs ist es häufig schon zu viel Arbeit, den Eltern ein bisschen vom „Nebenbei" abzunehmen: Kinderbetreuung, Kochen und Putzen.

Das Au Pair ist auch geschockt, wie wenig 280 Euro eigentlich sind. Sie hätte nie gedacht, was ihre Extrawünsche in Deutschland alles kosten. Friseur, Reitstunden, Skifahren, Fitness, Ausgehen, drei verschiedene Streamingdienste, öffentliche Verkehrsmittel... Sie ist innerlich angefressen, wenn du irgendetwas davon nicht ermöglichst = nicht bezahlst. Sie wartet außerdem immer noch darauf, dass die Gastmutter jede Saison neu mit ihr shoppen geht - auf Kosten der Familie natürlich.

Es muss doch eine bessere Familie geben. Eine, die 70 Euro für den Sprachkurs monatlich überweist, auch wenn das Au Pair gar nicht beim Kurs angemeldet ist (lustige Anekdote: Wir haben unserem Au Pair Schreibwaren geschenkt und ein Buch gekauft, als sie sagte „Ich brauche Material für den Kurs". Das hatte sie damit nicht gemeint.). Eine Familie, die eine Monatskarte für ganz Deutschland bezahlt und nicht nur die Einzelfahrten zum Kurs. Eine Familie ohne Windelkinder. Eine Familie, wo sie am Wochenende frei hat und früh nicht raus muss. Eine Familie mit Putzfrau, wo sie wie im Hotel leben kann. Eine Familie mit weniger Kindern und höherem Einkommen; oder wenigstens eine in der Stadtmitte einer Großstadt, die eine Einliegerwohnung zur Verfügung stellt. Einen Pool hat, eine Villa... Der Sprachkurs bei dir ist auch nicht das Gelbe vom Ei. Die Single-Männer bei dir in der Gegend sind alle unattraktiv äh nicht reich genug. Weiß der Geier. Irgendetwas ist immer, du kannst dich darauf verlassen.

Ganz ehrlich betrachtet gibt es immer eine objektiv „bessere" Familie, die bereit ist, dein Au Pair direkt zu übernehmen. Der einzige Grund für das Au Pair, bei euch zu bleiben, wäre Gewohnheit zusammen mit einem Gefühl von Loyalität und Anstand euch gegenüber. Wenn euer Au Pair nicht so empfindet, dann war's das.

Dankbarkeit? Euch gegenüber? Nein! Enttäuschung beim Au Pair!

Das Au Pair ist euch nicht dankbar für all eure Unterstützung bis hier hin. Nein, es ist enttäuscht.

Außerdem will es reisen und nicht geschlagene zwölf Monate bei euch zuhause festsitzen. Ein Au Pair darf doch drei Mal die Gastfamilie wechseln und so nochmal andere Ecken Deutschlands ansehen. Euer Au Pair wäre doch blöd, wenn es das nicht auch täte.

Und es werden viele (!) deutsche Familien begeistert reagieren auf das Gesuch deines Au Pairs, welches bereits in Deutschland ist, bei dem man sich um nichts mehr kümmern muss!

Auf Facebook, wo es absolut gar nichts kostet, posten sie: „ACHTUNG, NUR WECHSLER!!! Suchen immer noch Au Pair, das bereits in Deutschland ist, und sofort anfangen kann. Wir bieten: Eigene Wohnung, 300 Euro Taschengeld, Fahrkarte, Reise nach Frankreich nächsten Monat. Wir haben eine Putzfrau, du bist nur für die Kinder zuständig. Im Anschluss an das Au Pair Jahr ist eine Ausbildung in unserer Praxis möglich. Besuch uns am Wochenende und stell dich vor."

Diese Familien haben kein Interesse, deine Seite zu hören. Sie wollen dem Au Pair glauben, dass deine Familie nichts taugt. Denn sie wollen nicht von sich selbst glauben, dass sie dir das Au Pair stehlen. (Du besitzt das Au Pair ja übrigens auch nicht, ist doch keine Sklavin!) Die neue Familie möchte gerne der Retter sein und das Au Pair aus der „schrecklichen Situation" bei dir rausholen. Vor allem wollen sie dieses herrlich unkomplizierte Schon-In-Deutschland-Au-Pair abgreifen, das schon ein bisschen Deutsch kann – dank des Sprachkurses, den du bezahlt hast. Vielleicht braucht die neue Familie wirklich dringend und sofort Unterstützung. Vielleicht wurden sie selbst schon mal als Einreisefamilie ausgenutzt und wollen diesen Schaden wieder gut machen. Der Bedarf nach Kinderbetreuung in Deutschland ist riesig. Eltern sind verzweifelt. Das macht skrupellos.

Das Einzige, was vielleicht hilft, ist, wenn du der neuen Familie von einer Straftat oder möglichen Schwangerschaft des Au Pairs berichtest.

Wir waren ehrlich der neuen Familie gegenüber... In dem Moment, wo sie sich für das Au Pair entschieden haben, glauben sie aber natürlich dem, der bald bei ihnen einzieht.

Das Au Pair und die neue Familie – deine Möglichkeiten

Viel Handlungsspielraum hast du da nicht und Reisende soll man bekanntlich nicht aufhalten. Du musst die Ausländerbehörde bei dir vor Ort über den Auszug informieren und nach Ablauf des Vertrages die Au Pair-Krankenversicherung kündigen.

Willst du der neuen Familie und / oder deinem ehemaligen Au Pair zusätzlich ans Bein pinkeln, hier ein paar Stichpunkte.

- Ruf an bei den FSJ Trägern, bei denen sie sich beworben hat. Sei einfach bloß ehrlich. Ruf an, schreib keine Mail!

- Gut zu wissen ist auch, dass das Au Pair bei der neuen Familie nicht arbeiten darf, ohne das vorher den Behörden vor Ort zu melden... Ausländerbehörde, Arbeitsagentur. Die neue Familie ist möglicherweise sogar zu faul, das Au Pair beim Einwohnermeldeamt zu melden.

- Zeig das Au Pair an wegen Recht am eigenen Bild deiner Kinder. Da findest du in ihrem Social Media sicher was, bei dem du nicht schriftlich zugestimmt hast. Screenshot mit Datum genügt.

- Hat sie beim Auszug was mitgenommen, das ihr nicht gehört, wofür du noch eine Rechnung hast auf deinen Namen? Zeig sie an.

- Du hast ihre Adresse im Heimatland. Du hast wahrscheinlich auch irgendwelche Bilder, die zeigen, dass sie kein Engel ist.

Wir haben auf all das verzichtet. (Denn wer anderen absichtlich schadet, der ist weniger entwickelt als eine Pflanze oder ein Tier.)

AU PAIR SCAM - DAS FAZIT

LASST EUCH NICHT AUSNUTZEN. Wenn ihr ein Au Pair aus dem Ausland einladet, dann dient ihr als Sprungbrett und übernehmt für faule Familien in der Großstadt den Papierkram.

Ein Au Pair, das bereits in Deutschland ist, abzuwerben, ist auch höchst problematisch. Ihr würdet das unfaire Verhalten der Au Pairs den Einreisefamilien gegenüber unterstützen.

Außerdem würdet ihr euch jemanden ins Haus holen, bei dem man sich schon fragen muss: Ist das ein Vorbild? Ist die Person überhaupt geeignet?

Ein Au Pair ist auch keine Lösung.

Über den Scam hinweg kommen

Hier ist, was ich mir selbst sage, über das, was ich mit unserem Au Pair erlebt habe:

- Vergib dir selbst, dass du naiv warst. Du wolltest das Beste für dich und deine Familie und dachtest, du machst auch noch einer fremden Person ein tolles Geschenk.

- So hat das alles nicht hingehauen, aber du hast daraus gelernt. Die Erfahrung hast du leider machen müssen. Bevor du das Au Pair eingeladen hast, hattest du dieses Buch noch nicht. Im Internet findest du sehr viele positive Au Pair Berichte, für negative Erfahrungen musst du schon intensiv suchen. Niemand, dessen Familie Hilfe braucht, hat dafür Zeit. Hättet ihr euch kein Au Pair geholt, würdet ihr immer noch eines holen wollen.

- Das Au Pair ist jetzt jemand anderes Problem.

- Den Kulturaustausch habt ihr euch anders vorgestellt, aber stattgefunden hat er.

- Das Au Pair tut mir wirklich leid, für das viele, schlechte Karma, das sie sich aufgeladen hat. Es wird alles zu ihr zurückkommen.

- Die Au Pairs machen sich das „Kulturaustausch"-Programm mittlerweile selbst kaputt. Die neue Generation Au Pairs beschweren sich, dass sie keine Einstiegs-Gastfamilien mehr finden. Niemand will mehr Visumsunterlagen für die Botschaft ins Ausland schicken. Das ist nur logisch, es sind ja schon genug Au Pairs in Deutschland, die wegen ihren furchtbaren Gastfamilien dringend wechseln müssen...

- Das Tolle auf dieser Erde ist, hier wird man schlecht und ungerecht behandelt. Das gibt's nur hier. Für die neugierige und gelangweilte Seele eine Inkarnation wert. „Genieße" es bewusst und dann entscheide deutlich, dass du genug hast von dieser Erfahrung. Stecke deine Energie und Aufmerksamkeit wieder in andere Dinge.

TYPISCHE AU PAIR
MASCHEN

AU PAIR – BRAUCHT IHR DAS WIRKLICH? Was euch ohne

alles entgeht, lest ihr hier.

Das Au Pair kann jederzeit abspringen und innerhalb von

zwei Wochen verschwinden. Manche hauen auch über Nacht ab,

was kann die Familie schon dagegen tun. So erspart man sich

wenigstens die merkwürdigen zwei Wochen vor dem Wechsel.

Die betroffene Familie bringt das schnell in akuten Betreuungs-

Notstand. Sie muss ernüchtert feststellen: Ein Verantwort-
ungsbewusstsein beim Au Pair hat es nie gegeben.

Au Pairs erzeugen aber auch noch ganz andere, mannigfaltige
Probleme. Au Pairs sind geradezu mafiös vernetzt über ihre
Handys und geben sich gegenseitig Ratschläge, wie sie das meiste
aus den Gastfamilien herausholen können. Im Folgenden lest ihr
von den klassischen Maschen, Marotten und Tricks der Au Pairs.

Einen Keil zwischen die Gasteltern treiben

Das Au Pair stellt sich auf die Seite des „netten" Elternteils
oder auf die Seite dessen, das die ganzen Extras bezahlt - und
zusammen sind die beiden dann „gegen" das Elternteil, welches
schwer zu manipulieren ist. Ein Mädchen kann meist den Gast-
vater viel besser um den Finger wickeln als die Gastmutter. Er hat
einen Beschützerinstinkt und weiß genau, wie es ist, wenn man
ungerecht behandelt wird von der Gastmutter ;). Je nachdem, wo
das Au Pair aufgewachsen ist, hält es die Beziehung zum Mann
für wichtiger als die zur Frau. Mit ihm gegen die Gastmutter zu
spielen, ist besser, als beide Gasteltern gegen sich zu haben; und
vielleicht auch die einzige Chance auf Extra-Goodies.

→ Für die Gasteltern ist es wichtig, dass jeder einzelne der Versuchung widersteht, diese „besondere" Beziehung, in der man „so gut verstanden" wird, zum Au Pair zu haben.

„Ich habe ganz schlimm meine Tage...

..., Aua, aua, mir ist so schlecht und schwindelig, und ganz plötzlich kamen die, jetzt habe ich keine Binden, kannst du mir bitte welche kaufen fahren??"

→ Die Gastmutter muss auch arbeiten, wenn sie ihre Tage hat... Ihr Chef bezahlt ihr ihre Binden nicht... Willst du dem Au Pair eine Lektion erteilen, geh mit ihr zum Frauenarzt und lass sie dort untersuchen. Dasselbe bei Erkältung. Ohne Arztbesuch keine Freistellung vom Dienst.

„Ich habe Angst, Deutsch zu sprechen."

→ Niemand bringt mich dazu, in meinem Haushalt permanent eine Fremdsprache zu sprechen.

Mitdenken ist zu viel verlangt

„Wenn du willst, dass ich in deinem Haus etwas arbeite, musst du mir schriftlich geben, was ansteht."

→ Gib es ihr schriftlich. Jeden einzelnen Tag. Laminiere die Aufgaben ein und gib ihr jeden Tag denselben Zettel.

Alles schriftlich erfragen

Das Au Pair möchte, dass du ihr schriftlich gibst, was eine Schenkung deinerseits ist. Deshalb fragt sie dich über Messenger nach Binden und Klamotten, neuen Kopfhörern und Flugticket. Schreibe hier ausdrücklich und in derselben Nachricht dazu, wenn etwas kein Geschenk ist.

Auf der anderen Seite möchte das Au Pair auch jegliche Aufgaben schriftlich haben. Damit sie es nachher schriftlich hat, wenn du Dinge verlangt hast, die nicht im Vertrag stehen.

Achte also auf das, was du schreibst. Schreib z.B.: „Nachdem du selbst ... benutzt hast und es nun dreckig ist, mache es bitte sauber." Oder verweigere die schriftliche Kommunikation und mache dem Au Pair klar, dass alles von Angesicht zu Angesicht mündlich besprochen wird. Sie selbst kann ja gerne mitschreiben.

„Deutsche wollen einen Sklaven,...

...deshalb holen sie so gerne Au Pairs aus meinem Land, Mädchen wie ich sind die perfekten Sklaven...", sagt das Au Pair, welches sich viel eher wie eine Prinzessin benimmt.

→ Mich würde mal interessieren, was ein richtiger Sklave dazu zu sagen hat. / Liebes Au Pair, ein Sklave würde töten, um mit dir tauschen zu können.

Selbst wenn das Au Pair - für ihre nur 280 Euro frei zur Verfügung für Spaß – einmal wöchentlich das gesamte Einfamilienhaus putzen müsste und es keinen Kindergarten gäbe – das ist der ganz normale Alltag einer alleinerziehenden deutschen Mutter mit Baby!! Man muss sich das mal genau durch den Kopf gehen lassen: Das Au Pair nimmt den deutschen Eltern ein bisschen Arbeit ab und betrachtet schon das allen Ernstes als Sklaverei. So jemand ist in Deutschland ganz falsch... Viele Au Pairs glauben, ihre „Arbeit" bestünde darin, 5 Stunden am Tag unter der Woche mit den Kindern fernzusehen. Ohne irgendetwas in Ordnung oder sauber zu halten. Ohne jemals am Wochenende zu „arbeiten". Und alles andere, alles darüber hinaus betrachten sie als Ausbeutung. Allen Ernstes.

Beim Boyfriend übernachten

...und nicht zur vereinbarten Uhrzeit zurück sein.

→ Keine Hilfe, kein Au Pair. / Mit dem deutschen Freund sprechen und ihm mit der Kündigung drohen. Er wird das Au Pair nicht heiraten wollen, müsste bei einem Familienwechsel aber wieder alleine schlafen. Vielleicht kann er ihr auch erklären, was in Deutschland als durchaus zumutbares Arbeitsverhältnis gilt, und dass Deutsche ihren Au Pair Job als absoluten Traumjob betrachten würden.

Ewig nicht heimkommen

→ Auto / Fahrrad wegnehmen. ÖPNV Fahrten nachträglich bezahlen, und zwar nur die im Voraus besprochenen, nicht die zur falschen / zu späten Uhrzeit.

Wenn das Au Pair nach dem Sprachkurs ewig braucht für den „Heimweg", dann gibt es eben einen Online-Sprachkurs oder Sprachkurs nur am Vormittag.

„Sprachkurs-Tage sind keine freien Tage."

→ Doch, selbstverständlich. Der Sprachkurs wird in der Freizeit absolviert.

Wenn wir gerade beim Sprachkurs sind: Das Au Pair lernt dort merkwürdige Gestalten kennen. Eine angebliche Lerngruppe macht alles Mögliche, aber paukt sicherlich kein Deutsch.

Einfach nicht aus dem Bett kommen

Damit man früh morgens nicht helfen muss, spielt man selber Kind und lässt sich mühsam wecken.

→ Keine Hilfe, kein Au Pair. Abmahnen / Kündigen.

Für alles angeblich zu dumm sein

...oder einfach unerträglich langsam. Sag ihr, auf Deutsch nennt man das: Arbeitsverweigerung.

→ Keine Hilfe, kein Au Pair. / Ihr als Familie könnt auch mal einen Tag lang dumm und vergesslich spielen, und schauen, ob sie den Wink mit dem Zaunpfahl versteht.

Die Gastfamilie ist anwesend? - Arbeitszeit!

Nicht wenige Au Pairs betrachten allen Ernstes als Arbeitszeit bzw. Überstunden: Das gemeinsame Essen und Essengehen, das Kleidungkaufen fürs Au Pair zusammen mit der Gastmutter, die gemeinsamen Behördengänge für das Au Pair... So kommt es ganz schnell zu Zuständen, die als unmenschliche Sklaverei empfunden werden.

→ Aufgaben schriftlich geben. Zu allem anderen deutlich sagen: Du musst nicht dabei sein. Du darfst es auch gerne alleine machen.

Kinder vor den Fernseher setzen

→ Das kannst du auch selber. Dafür brauchst du kein Au Pair. Insofern ein Kündigungsgrund.

Ständig am Handy sein bei der Kinderbetreuung

→ Handyverbot während der Arbeitszeit aussprechen. Überwachungskameras / Video-Babyphones im Kinderzimmer sind in Amerika Standard.

Die ganze Nacht fernsehen

→ W-Lan Zeitschaltuhr / Strom abstellen / Seiten sperren im Router. Ihr müsst handeln, denn wenn das Au Pair bei der Kinderbetreuung übernächtigt ist, ist das gefährlich.

Den Kindern den eigenen (muslimischen) Glauben beibringen

...oder irgendwelche gruseligen Aberglauben, oder frauenfeindliche / anderweitig inakzeptable Sitten.

→ Dem Au Pair klar und deutlich sagen, es soll das lassen. Außerdem mit den Kindern darüber sprechen. Einfachster Ausweg den Kindern gegenüber: „Das ist nur beim Au Pair im Heimatland so. Nicht bei uns. Wenn das Au Pair das nochmal macht, muss es zurück."

Heizung laufen lassen und Licht anlassen

...im Au Pair Zimmer, auch wenn das Au Pair gar nicht im Zimmer ist.

→ Licht: LEDs, Zeitschaltuhr, Bewegungssensor, Sicherung fliegen lassen; Heizung: Elektrisches Thermostat mit App-Steuerung.

Klingt kleinlich, aber nett mit dem Au Pair zu reden bringt häufig nichts. Und gerade dieses Phänomen „Im Zimmer nicht abdrehen / ausschalten" ist weit verbreitet und treibt täglich Gasteltern in den Wahnsinn.

„Ich bin nicht die Putzfrau."

→ Bist du denn berufstätig und zusätzlich die Putzfrau und die Putzfrau des Au Pairs?! Das Au Pair ist hier, um euch zu entlasten, nicht um zusätzlichen Dreck zu hinterlassen. Sagt ihr, ihr sucht euch dann eben ein anderes Au Pair, das kein Problem damit hat, sich an die Richtlinien der Arbeitsagentur zu halten. Dort steht übrigens drin, dass sie putzt.

Zeug ausleihen, kaputt machen und sich in Schweigen hüllen

Es kommt sehr häufig vor, dass Au Pairs zur Verfügung gestellte Kleidung, Fahrräder oder Sportgeräte beschädigen. Schlüssel verlieren. Oder die Matratze einsauen mit ekelhaften Flüssigkeiten. Der Hund pinkelt / kackt ins Haus, weil das Au Pair ihn nicht wie vereinbart ausführt. Das wegzumachen ist unter der Würde des Au Pairs. Nicht einmal eine Entschuldigung hält das Au Pair für notwendig. Die Haftpflichtversicherung zahlt für solche Unfälle üblicherweise nicht.

→ Was ihr dem Au Pair leiht, das solltet ihr abgeschrieben haben. Ein Türschloss mit Code oder Fingerabdrucksensor macht Sinn. Hat das Au Pair einen Schaden verursacht, könnt ihr versuchen, ihr diesen vom Taschengeld abzuziehen. Die Frage ist, ob sie noch lange genug bei euch bleibt, um den Schaden auf diese Art zu begleichen. Hinterher kann es gut sein, dass sie mit dem Anwalt kommt, also seid vorbereitet. Dokumentiert den Schaden und lasst das Au Pair die Vereinbarung unterschreiben.

Lustige Idee: Lasst eure Kinder dem Au Pair erklären, wie, wann und warum man sich auf Deutsch entschuldigt.

Das Auto kaputt fahren.

→ Lass das Au Pair nicht Autofahren. In vielen Ländern kann man einen Führerschein einfach kaufen, ohne Prüfung. Setz auf keinen Fall deine Kinder mit beim Au Pair ins Auto, bevor du dich nicht selbst von der Fahrkompetenz überzeugt hast.

„Ich möchte nicht schwimmen gehen mit den Kindern...

...Ich möchte einfach nicht."

→ Das Au Pair kann gar nicht schwimmen.

Bilder von deinen Kindern hochladen und verschicken

→ Sag ihr direkt am ersten Tag, dass das zu einer Anzeige führt. Schick ihr den Gesetzestext. Du kannst ihr auch erklären, warum du nicht möchtest, dass deine Kinder im Netz landen, aber verstehen wird sie das höchstwahrscheinlich nicht.

Au Pair erhält eine Anzeige

Passiert recht schnell, z.B. wegen Schwarzfahren. Es ist auch nicht unüblich, dass Au Pairs hier und da Schulden anhäufen.

→ Die Post kommt zwar zu dir nach Hause, ist aber nicht dein Problem.

Schwanger werden und es verschweigen

→ Da hilft nur Au Pair Junge oder lesbisches Au Pair.

Zum Heiraten herkommen

Um eine Au Pair-Tätigkeit ist es nie gegangen. Sie hat einen Deutschen übers Internet kennengelernt und der will sie erstmal persönlich treffen und schauen, ob es harmoniert (im Bett). Solange soll sie doch Au Pair sein.

Sich hobbymäßig prostituieren

... und / oder drei Mal die Woche Plasma spenden.

→ Wozu hat sie eigentlich noch den Au Pair Job? Ach ja, lästig, aber braucht sie fürs Visum... Kündige sie, denn so jemand ist kein Vorbild und nutzt euch nur aus. Taschengeld-Dates sind Prostitution - unbedingt als Schwarzarbeit melden.

Zähne hier machen lassen

Die Reisekranken-Versicherung, die ihr abgeschlossen habt fürs Au Pair, bezahlt es nicht.

→ Jemand muss dem Arzt klar machen, dass er nur abrechnen kann, was übernommen wird. Auf der Versicherungskarte des Au Pairs ist deutlich vermerkt, was bezahlt wird: Akutes. Oft steht da auch der Wunsch nach Direktabrechnung, dem Au Pair und der Familie soll gar keine Rechnung geschickt werden! Im Endeffekt wird der Arzt auf den Kosten sitzenbleiben. Das Au Pair hat unterschrieben, nicht ihr, und eines ist sicher, das Au Pair wird's nicht zahlen! Hoffentlich war es nicht euer Lieblingszahnarzt.

Tipp: Im FSJ ist das Au Pair ganz normal gesetzlich versichert. Ratet ihr, mit den Zähnen solange zu warten.

In der Muttersprache über euch ablästern

Der Boyfriend heißt Nilpferd und dich nennt man...?

→ Mal jemanden zuhören lassen, der die Sprache versteht.

Jede Menge Trash bestellen

...bei billigen Onlineshops aus China. Kommt natürlich an eure Adresse. Die wird nie wieder aus dem System gelöscht und auf dem Schwarzmarkt verkauft.

→ Ihr könntet die Ware zurückgehen lassen. Oder ihr hofft, das Au Pair erkennt selbst, wie minderwertig die Sachen sind.

Filme illegal runterladen

Post vom Anwalt kommt an eure Adresse mit 1000 Euro Forderung, da ihr die Besitzer des Internetanschlusses seid.

→ Ihr könnt auf das Au Pair verweisen und evtl. sogar nachweisen, dass ihr zur betreffenden Uhrzeit nicht daheim wart. Trotzdem eine höchst lästige Angelegenheit.

Opfer spielen und Außenstehende zu Rettern rekrutieren

Nicht jedes junge Mädchen aus dem Ausland ist bemitleidenswert und hilflos – das wissen allerdings die meisten Deutschen nicht. Unser Land leidet an unbehandeltem Helfersyndrom. Also wundere dich nicht, wenn dein Ex-Au Pair plötzlich in der Tageszeitung auftaucht, arm und verzweifelt die „ungerechte" Situation mit deiner Familie schildert und öffentlich eine neue Familie sucht.

(https://www.schwetzinger-zeitung.de/orte/hockenheim_artikel,-Oppenheimer-traum-droht-fuer-au-pair-maedchen-in-hockenheim-zu-platzen-_arid,2071847.html zuletzt aufgerufen am 08.08.23)

Oder vielleicht findet sie auf Tinder einen Anwalt, der dann Geld von dir fordert, welches du schon in bar ausbezahlt hattest...

Kannst du es dir leisten, dich zu wehren?

Wenn du die Maschen nicht mitmachst, dich an die

→ Lösungsvorschläge ← hältst, wenn du ein ernstes

Gespräch mit dem Au Pair suchst...

Ja genau, dann ist sie sofort weg! Du solltest deswegen niemals angewiesen sein auf ein Au Pair. Ganz einfach, um dich selbst und deine Familie noch verteidigen und achten zu können. Aber wer nicht darauf angewiesen ist, würde sich das ganze Drama niemals antun, richtig.

SCHNELLES ENDE

FREIWILLIG GEHEN SOLL SIE, euer Au Pair? Kein Problem. Ihr denkt, jemand aus dem Dritte Welt Land ohne Ausbildung, der umsonst bei uns wohnt, der zieht doch niemals freiwillig wieder aus... Oh doch. Auf den Hochmut des Au Pairs und auf die Geringschätzung euch gegenüber ist Verlass. Macht euch einfach mal bewusst, was alles nicht im Vertrag steht. Was ihr alles ganz selbstverständlich zusätzlich erbringt.

Während das Au Pair vielleicht nur das absolute Minimum macht. Vor allem gegen Ende des Vertrages, wenn eure Familie gefühlt nicht mehr gebraucht wird, weil eine neue in Sicht ist, oder das FSJ gesichert erscheint, werden Au Pairs immer unzuverlässiger, unverschämter und unordentlicher. Da können sie die letzten Tage auch gerne Urlaub machen bei Freunden... Und so bringt ihr das Au Pair auf genau diese Idee:

- Ihr müsst kein Pay-TV zur Verfügung stellen, auch keinen PC, kein W-Lan, kein Auto, keine Luxusgüter wie Schokolade etc.

- Auch müsst ihr keine Abos zahlen, z.B. Fitness, Fahrkarte über die Fahrten zum Deutschkurs hinaus...

- Wenn die SIM-Karte des Au Pairs auf eure Familie läuft, lasst sie euch aushändigen, oder vom Netzbetreiber sperren.

- Selbstverständlich könnt ihr Gäste einladen und diese das „eigene Bad" des Au Pairs nutzen lassen.

- Ihr müsst das Au Pair nicht mitnehmen auf Ausflüge und Reisen. Sind ja unmenschliche Überstunden für sie, das wollt ihr ihr nicht antun. Währenddessen könnt ihr Teile eures Hauses absperren.

- Ihr müsst nicht das Lieblingsessen vom Au Pair auf den Tisch stellen;

- Und ihr als Eltern könnt selber mit euren Kindern spielen und das Au Pair zwischenzeitlich putzen lassen.

- Habt ihr ihr etwas ausgeliehen, z.B. ein Glätteisen, könnt ihr das jederzeit zurückfordern. Das Fahrrad braucht nächste Woche jemand anderes, Sorry.

Ja, du kannst es kindisch nennen, zu solchen Mitteln zu greifen, aber Fakt ist, dass man manche Au Pairs wirklich schleunigst wieder loswerden muss, und Obenstehendes WIRKT. Du bestrafst sie nicht, du stellst nur keine freiwilligen Extras mehr zur Verfügung.

Viele Au Pairs finden es auch sehr nervig, wenn die Gasteltern viel zu Hause sind - „Überwachung". Oder leih dir mehrere Kamera-Babyphones aus.

ALTERNATIVEN ZUM AU PAIR PROGRAMM

ANSTELLE VON 280 EURO PLUS Krankenversicherung, Fahrkarte, Unterkunft, Verpflegung und Sprachkurs kannst du einiges möglich machen, zum Beispiel:

- Für minus 700 Euro Teilzeit arbeiten.
- Jobwechsel.
- Eine Haushaltshilfe.

- Eine Babysitterin.
- Die älteren Kinder bei Hobbys anmelden, zu denen sie alleine hingehen oder hinradeln können.
- Großeltern in die Pflicht nehmen. Kinder dürfen z.B. oft kostenlos oder sehr günstig mit in den Urlaub... Das muss man doch ausnutzen!
- Den eigenen Garten besser mit Spielgeräten ausstatten. Im eigenen Garten kann nicht viel passieren, die Kinder können ab einem gewissen Alter da auch nahezu unbeaufsichtigt draußen spielen.
- Wenn es ums Sprachenlernen und den Kulturaustausch geht: Ermöglicht lieber eurem eigenen Kind einen Auslandsaufenthalt, als einer undankbaren fremden Person. (So ist es wenigstens das undankbare eigene Fleisch und Blut, das profitiert.)

Es gibt auch nahezu kostenlose Alternativen zum Au Pair:
- Jugendzentrum nutzen.
- Sich mit anderen Eltern zusammentun. Die Kinder laden Freunde ein und werden dafür zurück eingeladen.

- Selber den Fernseher oder die Konsole einschalten, (auf Englisch), anstatt ein Au Pair dafür zu bezahlen.
- Den Kindern beibringen, dass sie auch mal alleine spielen müssen.
- Am eigenen schlechten Gewissen arbeiten: Du musst deine Kinder nicht rund um die Uhr aktiv bespaßen. Langeweile ist nicht schädlich, im Gegenteil, fördert die Kreativität.
- Ältere Kinder im Haushalt helfen lassen. Du kannst auch zusätzliches Taschengeld zahlen pro erledigter Aufgabe.

Vielleicht erscheinen diese Optionen auf den ersten Blick (emotional) unbequem oder kompliziert. Allerdings kann nichts so aufwändig und problematisch sein, wie ein Au Pair aus dem Ausland zu holen und „als Familienmitglied" bei euch einzuquartieren.

Bitte organisiere etwas aus den obenstehenden Listen für dich und deine Familie. Bitte komm ins Handeln. Ihr seid, so wie es momentan ist, nicht zu 100 Prozent glücklich, wenn ihr ernsthaft über ein Au Pair nachdenkt.

TROTZDEM AU PAIR?! - DRINGENDE HINWEISE & WERTVOLLE TIPPS

JETZT, MIT REALISTISCHEN ERWARTUNGEN, möchtet ihr immer noch einen jungen Menschen aus dem Ausland in eure Familie holen als flexible Hilfe? Dieses Kapitel verrät, was während des Auswahlprozesses und danach beachtet werden muss.

Ihr möchtet ein Au Pair einladen, das

- EINE Gastfamilie sucht, nicht zwei oder drei über ein Jahr verteilt – schließt sie auch Familien aus, oder sucht sie *irgendein* Opfer, das sie herholt?

- Sie möchte Au Pair sein, weil sie Kinder liebt, nicht, weil sie herumreisen will, oder ein Visum braucht. Fragt das Au Pair im Auswahlprozess mit Begeisterung nach den Kindern?

- Das Au Pair hat eine positive Lebenseinstellung und ist Erschafferin ihres eigenen Lebens. (nicht: alle anderen sind schuld... die Welt ist so ungerecht...) Ist das Au Pair im Auswahlprozess dankbar und vorfreudig? Nehmt Reißaus bei Opfergeschichten. (Tatsächliche Opfer schweigen meist. Elaborierte Opfergeschichten sind Manipulation.) Wenn die Bewerberin sich selbst nicht mag, nicht selbstbewusst ist, dann ist sie nicht geeignet. Sie ist kein Vorbild für eure Kinder. Menschen, die sich selbst nicht lieben, sind überdies ungemein anstrengend. Sie suchen bei anderen nach Aufmerksamkeit und werden nie zufrieden sein, egal, wo sie sind, und egal, wie gut es ihnen theoretisch geht.

- Das Au Pair hat schon mal „richtig" gearbeitet – weiß euer Angebot zu schätzen

- Das Au Pair ist nicht erst seit gestern auf dem Papier erwachsen.

- Sie ist in der Lage, sich selbst zu organisieren und selbst Freunde zu finden

- Sie akzeptiert Deutsch als Sprache im Haus

- Sie weiß, was für (Klein-)Kinder gefährlich ist

- Es ist für dich sehr von Vorteil, wenn das Au Pair einen Online-Sprachkurs bevorzugt

- Es kann durchaus von Vorteil sein, wenn das Au Pair introvertiert ist: keine Party, keine oberflächlichen Bekanntschaften, kein ewig spät erst heimkommen...

Wie du das und mehr erfragen kannst und einigermaßen ehrliche Antworten bekommst...

Vorstellungsgespräch: Gute Fragen der Familie - ehrliche Antworten vom Au Pair

Gebt zunächst fast nichts über eure Familie preis, damit euch niemand auf dem Silbertablett serviert, was ihr hören wollt.

Lasst euch sämtliche Social Media Profile des Au Pairs geben – Facebook, Instagram, Tiktok, Whatnot. Hier verraten die jungen Menschen sehr viel über sich.

Im ersten Videotelefonat geht es nur um das Au Pair! Euer Haus und eure Kinder zeigt ihr erst her, wenn euch das Au Pair von sich überzeugt hat.

Hört genau auf die Wünsche des Au Pairs und lest genau, was das Au Pair eigentlich sucht.

- Ein Au Pair, das Familie oder Freunde in Deutschland hat, will genau dort wohnen, und bekommt Druck von diesen Leuten, genau dorthin zu ziehen.
- Ein Au Pair, das in die Großstadt will, gibt nicht Ruhe, bis es dort ist.
- Gibt es in Deutschland Städte mit „Au Pair Town", z.B. Chinatown, Japantown, dann will das Au Pair dorthin.

Ihr wohnt auf dem Land und weit weg von alledem? Trotzdem wird euch das Au Pair eine Zusage geben. Das Au Pair hat nichts anderes gefunden als euch und baut darauf, dass es bessere Chancen in der Traumregion hat, wenn es nur erstmal in Deutschland ist und ein Visum hat : (

- Ist das Au Pair in irgendein Hobby vernarrt, dann will sie es auf Biegen und Brechen weiter ausüben. Das Lieblingshobby muss bei euch möglich sein.

Wenn das Au Pair angeblich keinerlei Leidenschaft hat und keinerlei Ansprüche, glaubt das nicht. Das ist nur solange so, bis sie ihr Visum hat.

Fragenkatalog für die Vorstellungsgespräche

Erklärt dem Au Pair, dass es keine falschen Antworten gibt auf eure Fragen. Es gibt nur „zur Familie passend" und „nicht zur Familie passend". Es sollte auch im Interesse des Au Pairs sein, eine passende Familie zu finden – schon vor Einreise.

- Wie sieht dein Tag momentan aus? Welche Hobbys hast du?

- Hilfst du zuhause im Haushalt? Wie genau?

- Kannst du deine Essgewohnheiten beschreiben? Was gibt es wann?
- Was sind typische Gerichte, die du hin und wieder kochst, und wie geht das Rezept ungefähr?

- Warum ausgerechnet Deutschland?
- Was möchtest du in Deutschland tun, sehen und besuchen?
- Gibt es Familien, zu denen du nicht gehen würdest?
- Wie stellst du dir deinen Alltag bei uns vor? Was wäre traumhaft?

- Was hast du bisher gearbeitet und was möchtest du nach dem Au Pair Programm arbeiten?
- Was hattest du bisher mit Kindern zu tun?
- Warum möchtest du mit Kindern arbeiten?
- Was machst du mit den Kindern, wenn die Eltern aus dem Haus sind?
- Nenn mir mal ein paar Dinge, die für Kinder gefährlich sind. Wann und wo musst du besonders aufpassen als Au Pair?

- Wenn unser Kind etwas möchte und es erscheint dir als nicht sinnvoll, was machst du dann? Wenn das Kind zum Beispiel unbedingt fernsehen will, sich auf den Boden wirft und schreit, was machst du dann?

- Hast du Allergien oder Krankheiten? (Du bekommst eine ehrlichere Antwort mit: „Du kannst es uns ruhig erzählen, wir haben auch: ...")

- Erzähl mir von deiner Familie. (Gibt es gravierende Probleme, z.B. Mutter oder Vater ist nicht vorhanden? Die wenigsten jungen Menschen gehen bei schwerwiegenden familiären Problemen nicht kaputt. Überlege dir gut, ob du eine Ersatz-Mama / ein Ersatz-Papa sein willst, oder ob du schon genügend Kinder hast. Sei dir bewusst, dass das Au Pair tiefe Sehnsucht nach einer neuen, perfekten = nicht existenten Familie mit starker Bindung hat - und euch für diesen Traum auch verlassen wird, wenn ihr diese kuschelige Vorstellung nicht wahrmachen könnt. Natürlich ist ihre Kindheit nicht ihre Schuld – ihr könnt aber erst Recht nichts dafür.)

- Kann ich mit deinen Eltern sprechen?

- Lernst du lieber alleine oder zusammen mit anderen?

- Hast du eine Leidenschaft?
- Was wirst du am meisten an deiner Heimat vermissen?
- Wenn du dich einsam fühlst oder Heimweh bekommst, was machst du dann?
- Wenn dich etwas stört an uns als Familie, was tust du dann?
- Wenn wir dich ausnahmsweise brauchen, obwohl du einen (Sprachkurs-)Termin hast, was tust du dann? Wenn z.B. unser Kind krank ist, wir Eltern aber trotzdem auf die Arbeit müssen.
- Was wäre für dich ein Grund, die Familie zu wechseln?
- Wir wollen nicht ständig einen Au Pair-Wechsel, weil es unser Kind traurig macht. Deshalb bieten wir einen sicheren Platz. Wir kündigen dich nicht ohne wirklich gravierenden Grund. Wir möchten aber auch, dass du dich für 12 Monate für uns entscheidest. [Deshalb geben wir dir schriftlich, dass wir dir am Ende deines Aufenthaltes

einen Rückflug bezahlen und die Visagebühren in Deutschland erstatten – wenn du 12 Monate bleibst.] Was denkst du darüber?

• Möchtest du nach Deutschland auswandern?
• Erwartet deine Familie, dass du Geld nach Hause schickst?
• Wer bezahlt deine Anreise nach Deutschland?
• Wann möchtest du beginnen?

Wichtig: Das Au Pair Jahr sollte im September beginnen. Warum? Weil die meisten FSJs und Ausbildungen im September beginnen. Das Au Pair wird einen Vertrag von z.B. Januar bis Dezember garantiert nicht einhalten, sondern zum August oder September kündigen, um das scheinbar viel besser bezahlte FSJ beginnen zu können.

Wenn ihr ein Au Pair gefunden habt, müsst ihr noch Folgendes unbedingt beachten:

- Bezahlt auf keinen Fall vorab den Hinflug, auch nicht teilweise. Das Au Pair kann nach nur zwei Wochen weg sein (meist bleibt sie bis zur Visumsverlängerung). Es ist rechtlich nicht wasserdicht, den Flug vom Taschengeld abzuziehen.

- Fackelt nicht lange rum, wenn ihr kündigen möchtet. Das Au Pair würde das mit euch genauso machen. Ist das Au Pair mehr Be- als Entlastung, sofort kündigen. Auch bei langer Krankheit oder Schwangerschaft des Au Pairs dürft und müsst ihr aus Selbstschutz sofort kündigen.

- Unterschreibt bei der Ausländerbehörde niemals eine sog. Verpflichtungserklärung. Niemals. Das ist eine Bankrotterklärung.

  (https://au-pair-agenturen.de/news/news-details/aufregung-um-hohe-geldforderung-an-au-pair-gastfamilie.html Letzter Zugriff: 08.08.2023)

- Beide Gasteltern sollten das Au Pair zu gleichen Teilen bezahlen, zum Beispiel abwechselnd wochenweise. Wer das Taschengeld nicht selbst überweist, der versteht oft nicht, warum der andere unzufrieden ist mit dem Au Pair.

- Bezahlt alles Taschengeld nur per Überweisung und

bezahlt niemals im Voraus. In Deutschland bekommt man sein Gehalt am Monatsende.

- Alles für das Au Pair muss zwingend monatlich oder noch kurzfristiger kündbar sein. Und zwar kündbar durch die Gastfamilie! Vorsicht bei Sprachkurs, Fahrkarte, Sport... Bezahlt niemals irgendetwas im Voraus. Ihr müsst die Verträge selbst abschließen! Lasst das nicht das Au Pair machen, wenn es um euer Geld geht oder um euren Ruf. Bezahlt die Sportstätte, die VHS, die Bahn... direkt und verlasst euch nicht darauf, dass Geld, das ihr dem Au Pair zweckgebunden gebt, auch wie abgemacht eingesetzt wird.

- Schreibt dick und fett auf die Krankenversicherungskarte, dass der Arzt, insbesondere der Zahnarzt, mit euch Rücksprache halten soll vor Behandlungsbeginn - z.B. mit Edding „Tel Gastfamilie: xxxx xxxxxxxxx." Auch zur Sicherheit des Au Pairs.

- Notiert euch Namen, Adresse und Telefonnummer von Familie und Freunden des Au Pairs - für Notfälle. Falls sie zum Beispiel zu einer anderen Familie verschwunden ist und eine Anzeige erhält an eure Adresse. Es schadet sicher nicht, wenn ihr Kontakt zu den richtigen Eltern des Au Pairs haltet. Die Frage ist, ob sie Deutsch oder Englisch können.

MINI-BONUS: ASIATISCH KOCHEN EASY MODE

WAS WIR POSITIVES GELERNT HABEN von der ganzen Au Pair Sache? Zumindest Eines:...

Sie steht in der Küche und kocht mal wieder ein Gericht aus ihrer Heimat. Es riecht wie im Restaurant. Die Gastfamilie ist beeindruckt. Aber das Au Pair benutzt nur einen einfachen Hack.

Um unkompliziert und schnell asiatisch zu kochen, brauchst du Fertig-Öle, die nennen sich „(Opor) Bamboe". Das ist nur Öl vermischt mit Zwiebeln, Knoblauch und typisch asiatischen Gewürzen. Ohne Geschmacksverstärker oder künstliche Inhaltsstoffe!

Du kannst sie online bestellen, aus dem deutschen Lager.

Auf diesen Bamboe Packungen steht alles drauf, was du für das jeweilige Gericht noch brauchst. Es handelt sich meist nur um Rind- oder Hühnerfleisch, saisonales Gemüse und Kokosnusscreme.

Die Zubereitung ist auch sehr leicht, meist lediglich das Fleisch kleinschneiden und in kochendes Wasser geben, Gemüse, „Bamboe" und Kokosnuss mit rein. Als Beilage machst du Reis. Wer es scharf mag, gibt frisch geschnittene Chilis drüber.

Danke fürs Lesen! Bitte sag deine Meinung, dort, wo du diesen Ratgeber gekauft hast. Lass mich und andere Neu-Gastfamilien wissen, was du denkst.

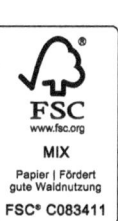

Zeitfracht Medien GmbH
Ferdinand-Jühlke-Straße 7
99095 Erfurt, Deutschland
produktsicherheit@kolibri360.de